CHEMINS DE FER

# DE PARIS A LYON ET A LA MÉDITERRANÉE

## SERVICE MÉDICAL.

# INSTRUCTIONS

CONCERNANT :

1° Les précautions hygiéniques à prendre contre les maladies;
2° Les premiers secours à donner avant l'arrivée du médecin;
3° La manière d'employer les médicaments des boîtes de secours et ceux qui sont d'un usage journalier,

PAR

**Le Docteur C. DEVILLIERS, Médecin principal**
de la C^ie du Chemin de fer de Paris à Lyon.

PARIS
IMPRIMERIE CENTRALE DE NAPOLÉON CHAIX ET C^ie,
Rue Bergère, 20, près du boulevard Montmartre.
1858

CHEMINS DE FER

# DE PARIS A LYON ET A LA MÉDITERRANÉE



## SERVICE MÉDICAL.

# INSTRUCTIONS

CONCERNANT :

1° Les précautions hygiéniques à prendre contre les maladies;
2° Les premiers secours à donner avant l'arrivée du médecin;
3° La manière d'employer les médicaments des boîtes de secours et ceux qui sont d'un usage journalier,

PAR

**Le Docteur C. DEVILLIERS, Médecin principal**
de la Cie du Chemin de fer de Paris à Lyon.

PARIS
IMPRIMERIE CENTRALE DE NAPOLÉON CHAIX ET Cie,
Rue Bergère, 20, près du boulevard Montmartre.
1858

Enseigner ou rappeler, en termes simples et précis, aux employés et ouvriers de toute profession et de tout grade :

1° Les précautions hygiéniques principales qu'ils doivent prendre pour se préserver de l'atteinte des maladies ;

2° Les principaux moyens qui, dans le premier moment, et en attendant l'arrivée du médecin, peuvent être mis en usage contre les accidents ou maladies qui se présentent le plus souvent ;

3° La manière d'employer les médicaments des boîtes de secours des pharmacies des gares, et ceux qui sont d'un usage journalier ou peuvent être délivrés sans ordonnance de médecin :

Tel est le but de ces instructions, qui ne doivent jamais faire oublier que l'intervention des médecins de l'Administration est nécessaire, parce que seuls ils peuvent bien reconnaître le genre de maladie, appliquer les remèdes convenables, constater par certificat l'état des malades, etc.

*Le Médecin principal de la Compagnie,*

C. DEVILLIERS.

# CONSEILS HYGIÉNIQUES.

L'expérience ayant démontré que les maladies internes qui atteignent le plus communément les employés et les ouvriers de chemins de fer, sont les maladies des voies digestives et toutes celles que cause le refroidissement, douleurs rhumatismales et névralgiques, affections de la gorge et de la poitrine, il est nécessaire de se conformer aux préceptes suivants, afin d'échapper à leur atteinte.

Au point de vue hygiénique, les employés et ouvriers de chemins de fer doivent être divisés en trois catégories :

1° Employés des trains (mécaniciens et chefs de trains, conducteurs, chauffeurs, graisseurs, etc. ), qui sont exposés aux fatigues du voyage et aux intempéries de l'atmosphère;

2° Ouvriers sédentaires, mais occupés à des travaux rudes et qui exigent une certaine dépense de forces physiques, ouvriers des forges et des ateliers de machines et de carrosserie, hommes d'équipe en général, manœuvres, etc.;

3° Employés sédentaires se livrant plus spécialement aux travaux de bureaux.

Parmi ces divers employés, ceux qui appartiennent à la 2e et surtout à la 1re catégorie, et qui ne jouissent pas d'une forte constitution et d'une santé robuste, doivent porter de la flanelle sur la peau et ne jamais la quitter.

Ces derniers, en outre, doivent en toute saison être couverts de vêtements de drap, et y ajouter, en voyage, au moment de traverser les tunnels, pendant les temps humides et froids, un par-dessus en étoffe épaisse ou en peau, des coiffures et des chaussures mieux garnies, de manière à se préserver des variations brusques de la température auxquelles ils sont exposés.

Les ouvriers des forges ne doivent pas, pendant le travail au feu, quitter la calotte de toile blanche qui protége la tête contre la réverbération des rayons de chaleur.

Tout employé ou ouvrier des deux premières catégories qui, après s'être livré à un travail actif, prend ses repas ou se repose, doit, quelle que soit la saison, se couvrir immédiatement d'un vêtement plus chaud que celui qu'il portait pendant le travail, afin d'éviter les effets du refroidissement.

Il en est de même des employés qui ont travaillé dans les bureaux ou ateliers, dont la température a été très-élevée pendant l'hiver.

Dans le même but encore, personne ne doit, après le travail, séjourner dans les endroits frais ou exposés aux courants d'air vif, surtout si le corps est en sueur.

Les employés qui, sur le parcours des lignes, habitent des pays bas ou marécageux, des stations humides, doivent redoubler d'attention et se couvrir chaudement, même pendant l'été, et surtout la nuit.

Il est dangereux de se livrer au sommeil, soit pendant le jour en plein soleil, soit pendant la nuit en plein air.

On ne doit pas se laver le visage et la poitrine avec de l'eau très-froide, ou se baigner dans la rivière, avant que la transpiration ait complétement cessé. (Voir *Bain.*)

Il est utile de rappeler aux ouvriers qui manient le cuivre, le plomb, les couleurs à l'huile, les acides, etc., qu'ils ne doivent jamais négliger de se laver les mains avant leurs repas.

Les forges, les ateliers de peinture et d'ébénisterie seront aérés convenablement, et autant que le permettront la saison et la nature des travaux.

Le sol des forges et des différents ateliers des machines devra, pendant l'été, être arrosé deux fois par jour, vers 9 heures du matin et 2 heures du soir.

Ces mêmes précautions seront prises pour les salles d'attente des voyageurs et les bureaux de l'Administration.

Quant au chauffage de ces derniers pendant l'hiver, il est en général porté à un degré trop élevé, et la cause d'une foule d'indispositions. L'important est de ménager quelques courants d'air qui puissent renouveler l'atmosphère.

La nourriture, pendant les saisons sèches ou chaudes, doit être composée d'aliments doux, peu épicés.

Dans les saisons humides et froides, il faut au contraire user d'aliments toniques et fortifiants.

Pendant les chaleurs de l'été on doit, le corps étant échauffé et en sueur, s'abstenir avec soin de boire à grandes gorgées de l'eau fraîche ou glacée. Cette eau doit être à la température extérieure, et on peut la rendre plus rafraîchissante en y ajoutant un peu de vinaigre, de jus de citron, d'acide tartrique, dont il faut cependant corriger la crudité à l'aide d'une petite quantité d'eau-de-vie ou de vin.

Les boissons fermentées, la bière, le cidre, le poiré, sont aussi d'un usage salutaire, pourvu qu'on n'en boive à la fois qu'une quantité modérée.

Il faut enfin, en toute saison, éviter avec soin les excès de boisson (vin, liqueurs, café, etc.), et se rappeler toujours que la sobriété est indispensable au maintien d'un état régulier de santé.

Lorsque l'on apprend, surtout en été, qu'il existe dans la localité qu'on habite une épidémie de maladies intestinales (diarrhée, dyssenterie, etc.), ou de toute autre affection grave, il est bon de supprimer de son régime, ou au moins de diminuer de quantité les aliments et boissons excitants ou échauffants, et ceux d'une digestion difficile, les mets épicés (ragoûts, salaisons, gibier), les crudités (salades, radis, fruits crus), les vins capiteux, les liqueurs et le café.

L'oubli de ces divers conseils pourrait, on le répète, entraîner à sa suite le développement de douleurs rhumatismales ou nerveuses, de maladies de gorge ou de poitrine, d'affection du cerveau, de l'estomac, des intestins, etc.

# INSTRUCTION

SUR LES

## *Premiers Secours à donner avant l'arrivée du Médecin.*

---

APOPLEXIE (épanchement de sang au cerveau). — Étourdissements, troubles de la vue, immobilité des pupilles, face très-rouge ou violette, embarras ou impossibilité de la parole, insensibilité plus ou moins prononcée de la peau, faiblesse et engourdissement des membres, difficulté ou impossibilité des mouvements, quelquefois convulsions.

Coucher le malade dans une chambre bien aérée, la tête très-élevée et découverte, retirer rapidement la cravate et tout vêtement serré; en attendant que la saignée, qui est le remède le plus prompt et le plus efficace, puisse être pratiquée, appliquer autour des jambes et des pieds de larges sinapismes, ou donner un bain de pieds très-fort avec de la farine de moutarde; faire prendre un lavement purgatif (voir le Formulaire); essayer de faire boire soit un peu d'eau de mélisse, soit une infusion d'arnica, de fleurs de tilleul, de feuilles d'oranger, etc.; enfin, si le médecin tarde à venir, appliquer huit ou dix sangsues derrière chaque oreille.

ASPHYXIE. — Suppression ou gêne de la respiration et de la circulation par diverses causes, telles que : *la chaleur*, *le froid*, *les gaz méphitiques des fosses*, *des puits*, *du charbon; la foudre*, *la submersion* (*noyade*); *la strangulation* (*étranglement*, *pendaison*). Dans l'asphyxie il y a immobilité et insensibilité plus ou moins complète des membres, du tronc et des yeux; teinte violette de la membrane muqueuse (ou interne) du nez, de la bouche et des lèvres; enfin de la peau des doigts et des ongles; pâleur générale du reste du corps; ralentissement, affaiblissement ou même suspension totale des battements du cœur, respiration nulle.

Les principales précautions à prendre et les premiers soins à donner dans toute espèce d'asphyxie, avant l'arrivée du médecin, sont les suivants :

*Soustraire de suite le malade à la cause de l'asphyxie;* le placer dans un lieu bien aéré; le déshabiller rapidement, mais sans brusquerie et avec précaution, surtout s'il y a asphyxie par le froid; le coucher de manière que la tête et la poitrine soient un peu élevées; dans l'asphyxie par submersion, on devra cependant incliner le corps sur le côté pour faire rendre l'eau avalée.

Frictionner avec des morceaux de laine, ou des brosses, toute la surface du corps, surtout la poitrine, le ventre, l'épine dorsale, la paume des mains et la plante des pieds; faire de temps à autre sur le visage des aspersions d'eau fraîche ; faire respirer quelque odeur forte ; exercer des compressions intermittentes (alternatives) sur les parois de la poitrine et du ventre pour faciliter le retour des mouvements respiratoires. Si le médecin tarde à arriver et s'il y a congestion vive vers la tête (ce qu'on reconnaît à ce que le visage est rouge ou violet), appliquer des sinapismes aux mollets et aux pieds, et même poser huit ou dix sangsues derrière chaque oreille; donner un ou deux lavements purgatifs (voir ces mots) ; attendre, pour chercher à faire boire au malade soit de l'eau de mélisse, de l'eau-de-vie ou du rhum, étendus d'eau, soit une boisson acidulée, qu'il ait un peu repris ses sens ; sans cette précaution on risquerait de l'étouffer ; une autre très-importante doit en outre être prise pour les personnes asphyxiées par le froid, ou noyées dans le moment de la gelée : *il ne faut les réchauffer que graduellement* ; ainsi ne pas les placer de suite devant un grand feu ;

les frictionner d'abord avec de la neige, puis de l'eau à peine tiède, puis plus tard chaude.

Tous ces secours doivent être donnés avec persévérance, car il y a des asphyxiés que l'on ne parvient à ranimer qu'après une heure entière de soins assidus.

ATTAQUES DE NERFS. (Voir *Convulsions.*)

BLESSURE. — Quelle que soit sa nature, *plaie, luxation, fracture ou écrasement* (voir ces mots), transporter le malade sous un abri et en dehors de la voie ferrée ou des chemins de passage; lui donner de l'air ou de la chaleur selon la saison; ne toucher la partie blessée que s'il y a nécessité absolue (plaie, hémorrhagie) (voir ces mots), et la dépouiller alors, avec tous les soins possibles, des vêtements qui la recouvrent, ou les couper au besoin, pour ne pas produire de secousse; rassurer le malade, et lui faire boire de l'eau sucrée ou un peu de vin coupé d'eau, *et non pas de liqueurs fortes*, comme on le fait trop souvent ; ne pas donner d'aliments. (Pour les cas particuliers, voir *Plaie, Fracture, Luxation.*)

BRONCHITE (rhume). — Se tenir vêtu chaudement, boire une infusion de fleurs de mauve ou de violette, manger peu.

S'il y a fièvre, et surtout si celle-ci est précédée de frissons un peu forts ; s'il y a douleur dans un des côtés de la poitrine, ou crachats teintés de sang, ne pas attendre pour consulter le médecin, et se tenir à la chambre.

BRULURE. — Quel que soit le degré de la brûlure, tremper la partie brûlée dans l'eau froide ou appliquer dessus des compresses imprégnées d'eau froide, et renouvelées lorsqu'elles se réchauffent ; ou bien, si l'on ne peut supporter le froid, appliquer de la pomme de terre crue, râpée, jusqu'à cessation ou diminution très-notable de la douleur ; *éviter avec soin*, lorsque l'épiderme a été soulevé et forme une cloche pleine de liquide, *de le détacher ou de le déchirer ;* prendre, par conséquent, toutes les précautions nécessaires pour retirer les vêtements qui recouvrent les parties brûlées. On peut cependant, à l'aide d'une aiguille, percer les bulles formées par l'épiderme, pour évacuer le liquide qu'elles renferment. Lorsqu'au contraire l'épiderme est déchiré et enlevé, recouvrir la plaie avec de la charpie ou du linge enduit de cérat saturné, ou de compresses imbibées d'eau blanche. (Voir ces mots au Formulaire.)

CHUTE. (Voir *Contusion*, *Fracture*, etc.)

CLOU (furoncle, sorte d'abcès superficiel). — Cataplasmes de farine de lin jusqu'à son ouverture et la cessation de l'inflammation ; puis alors appliquer un morceau de diachylum. Ne pas tarder à consulter le médecin, s'il est volumineux ou s'il occupe le visage, le cou, l'anus ou les parties sexuelles. Régime doux, tisanes rafraîchissantes.

COLIQUE DE CUIVRE (voir *Empoisonnement*).

COLIQUE DE PLOMB OU DES PEINTRES (voir *Empoisonnement*).

COLIQUE (ordinaire). — Peut survenir à l'occasion, soit d'une indigestion, soit d'une constipation, soit d'un refroidissement, soit d'une inflammation d'intestins.

Dans tous les cas, la diète; se tenir chaudement; lavements avec la décoction de racine de guimauve, ou de graine de lin et de têtes de pavot; larges cataplasmes de farine de lin sur le ventre; pour tisane, infusion légère et chaude de fleurs de mauve, de tilleul ou de feuilles de thé, d'oranger, etc.

CONTUSION (coup). — La contusion peut être *simple* ou accompagnée de plaie. Pour ce dernier cas, voir *Plaie contuse*.

Dans le premier, appliquer sur la partie contuse des compresses imprégnées d'eau salée ou d'un des mélanges résolutifs indiqués au Formulaire (voir *Alcool camphré*). S'il survient un gonflement considérable avec rougeur et sensibilité vive, appliquer des cataplasmes presque tièdes de farine de lin délayée avec de la décoction de têtes de pavot; garder le repos et attendre le médecin. Lorsque la douleur et le gonflement ont beaucoup diminué, frictions avec un des liniments indiqués dans le Formulaire aux mots : *Huile d'amandes douces*, *Baume tranquille*.

A la suite d'une contusion ou d'un choc violent, produits par un corps volumineux, tel qu'un tampon de wagon, un colis pesant, etc., soit à la tête, soit à la poitrine, soit au ventre, faire prévenir immédiatement le médecin, et, en attendant son arrivée, mettre les pieds dans un bain de moutarde ou les envelopper de sinapismes.

CONVULSIONS (attaque de nerfs). — Lorsqu'une personne est prise de convulsions, desserrer les vêtements ; la placer horizontalement sur un lit ou par terre, dans un endroit aéré ; *ne pas contenir par force ses mouvements*, mais l'empêcher de se heurter aux corps environnants ; faire respirer de l'éther, de l'eau de Cologne, du vinaigre simple ou des quatre-voleurs, des sels ; appliquer autour des mollets des sinapismes ou des cataplasmes sinapisés ; chercher à faire boire une cuillerée à café d'eau de fleurs d'oranger, d'eau de mélisse, ou quelques gouttes d'éther, étendues dans un peu d'eau sucrée.

Afin d'arriver à ce résultat sans blesser le malade, il ne faut pas s'efforcer d'écarter ses mâchoires, ordinairement fortement serrées l'une contre l'autre, à l'aide d'un instrument de métal et en employant la violence, mais se contenter d'ouvrir avec les doigts une des commissures des lèvres, et glisser le liquide en petite quantité entre la joue et les dents. — Si les convulsions s'accompagnent de congestions sanguines vers la tête, hâter l'arrivée du médecin.

CORPS ÉTRANGERS. — Ces corps peuvent être soit un copeau de fer, un grain de sable, un éclat de bois, qui s'introduisent dans l'œil, sous les paupières, dans les cavités du nez, de l'oreille, dans l'épaisseur de la peau ; soit un os, une épingle, une arête de poisson, qui sont avalés et arrêtés dans le gosier.

1° CORPS ÉTRANGERS SOUS LES PAUPIÈRES. — S'ils sont simplement placés entre le globe de l'œil et les paupières, écarter celles-ci, et, au lieu d'employer des frottements brusques avec les doigts ou un linge, faire tomber entre elles un filet abondant d'eau fraîche qui entraînera les corps étrangers. Si ces derniers consistent en copeaux ou paillettes de fer un peu adhérents, se servir du barreau aimanté des caisses de secours, et toucher avec son extrémité mousse le brin de fer qui vient s'y attacher.

Lors même que le corps étranger a été retiré d'entre les paupières, on ressent encore une sensation douloureuse et une gêne qui font croire qu'il y existe encore. Cette irritation diminue graduellement, surtout si l'on fait sur les paupières des applications de compresses imbibées d'eau fraîche et renouvelées fréquemment. Eviter la chaleur et la lumière trop vives, en couvrant l'œil d'un bandeau non serré.

2° CORPS ÉTRANGERS DANS LES CAVITÉS DU NEZ, DE L'OREILLE, DANS L'ÉPAISSEUR DE LA PEAU. — Dans le premier cas, aspirer et rendre par les narines de l'eau en abondance ; dans les autres, s'abstenir de toute tentative d'extraction jusqu'à l'arrivée du chirurgien, à moins que le corps ne soit peu volumineux et très-facile à saisir.

3° CORPS ÉTRANGERS DANS LE GOSIER. — S'ils

sont peu volumineux, comme une arête, une épingle, et visibles dans le fond de la gorge, abaisser la base de la langue à l'aide d'un manche de cuiller, saisir le corps soit avec les doigts, soit avec une pince ; ou bien chercher à le faire rendre par le vomissement en buvant une assez grande quantité d'eau tiède et en portant les doigts dans le fond de la gorge ; ou bien si on ne réussit pas, le faire descendre dans l'estomac en avalant quelques bouchées de pain peu mâchées, quelques marrons rôtis ou quelques petites pommes de terre peu cuites.

Si le corps étranger est volumineux et arrêté plus bas, ne pas tarder à prévenir le médecin.

**COUP DE SANG.** — Les accidents de l'apoplexie, à un moindre degré, constituent le coup de sang et exigent les mêmes soins provisoires. (Voir *Apoplexie.*)

**COUP DE SOLEIL.** — Rougeur, cuisson et chaleur vives à la partie qui a été atteinte.

La laver et la recouvrir avec des compresses

d'eau fraîche, d'eau de guimauve ou d'eau blanche; plus tard, la recouvrir d'une couche de cérat, de crème ou d'huile d'olive; boissons rafraîchissantes, limonade, sirop de groseille, etc.

COUP DE FEU. — En attendant le chirurgien, s'opposer à l'hémorrhagie. (Voir ce mot.)

COUPURE. (Voir *Plaie.*)

CRACHEMENT DE SANG. — Lorsqu'il survient tout à coup et avec une certaine abondance, bains de pieds à la farine de moutarde, ou bien, si le malade est trop faible, larges sinapismes aux mollets, et si le crachement ne diminue pas, les changer de place, les mettre autour des genoux, des cuisses; en placer aussi autour des poignets, des avant-bras, entre les deux épaules; repos au lit; poitrine et tête un peu relevées et découvertes; chaleur aux pieds; diète; silence absolu; limonade, orangeade, orgeat, groseille, ou simplement eau, froides et même glacées, pour boissons.

DIARRHÉE (cours de ventre). — Qu'elle s'accompagne ou non de coliques, il faut garder la diète ou au moins restreindre de beaucoup la nourriture, en évitant les mets épicés, les crudités (salades, radis, fruits crus) et les liqueurs. Si elle est persistante et très-abondante, garder le lit; pour tisane, décoction légère de riz avec une feuille d'oranger, infusion de tilleul sucrée avec le sirop de gomme, de coings, etc.; boire en petite quantité à la fois; prendre des demi-lavements avec la décoction de racine de guimauve ou de son, de tête de pavot et une cuillerée à café d'amidon; s'efforcer de les garder. En général, céder le moins possible au besoin d'aller à la garde-robe.

DOULEURS RHUMATISMALES. — Faire sur les parties douloureuses des frictions avec une flanelle imprégnée soit d'huile de camomille camphrée mélangée avec du laudanum, soit avec du baume tranquille. (Voir *Liniments*, au Formulaire.) Ou bien encore appliquer un sinapisme sur le point douloureux ou recouvrir ce dernier d'une flanelle sur laquelle on passe à plusieurs reprises un fer chaud à repasser; bains de vapeur, se vêtir très-chaudement, laine sur la peau, tisanes sudorifiques. (Voir le Formulaire.)

EMPOISONNEMENTS. — Envoyer chercher promptement le médecin et conserver le reste des substances ou des boissons prises par le malade, ainsi que les matières des vomissements, afin que la nature du poison puisse être découverte.

En attendant, employer au plus tôt les précautions et les soins suivants :

Quel que soit le poison avalé, chercher à le faire rejeter par les vomissements en donnant à boire plusieurs verrées d'eau tiède, d'eau mélangée de blanc d'œuf ou d'un peu de savon blanc, en portant les doigts dans le fond de la gorge et en titillant la luette avec les doigts ou les barbes d'une plume. Si ces moyens ne suffisent pas et qu'on puisse se procurer de l'émétique, en donner 15 à 20 centigrammes (3 à 4 grains) en trois ou quatre fois dans un verre d'eau sucrée. Puis, lavements purgatifs avec trois ou quatre cuillerées de miel noir ou de sel de cuisine, etc.

Tenir le malade chaudement; flanelles chaudes ou cataplasmes sur le ventre; tisanes adoucissantes ou lait coupé, en quantité abondante.

EMPOISONNEMENT *par l'alcool* (esprit de vin). Vomissement par l'émétique; puis, s'il y a quelque temps que l'empoisonnement a eu lieu, purgatifs. Pour dissiper ensuite les effets de l'alcool sur le cerveau, faire avaler 5 à 10 gouttes d'ammoniaque liquide dans un verre d'eau, comme dans l'ivresse.

**EMPOISONNEMENT** *par les moules marines.*

Symptômes d'une forte indigestion avec étouffements, rougeur vive à la face, éruption de larges boutons à la peau, etc.

Mêmes moyens que ci-dessus.

**EMPOISONNEMENT** *par les préparations :*

1° **DE PLOMB** *(colique des peintres).*

Peut se manifester chez les peintres et ouvriers qui font usage des préparations de plomb ou les fabriquent, de même que chez les personnes qui séjournent dans les chambres fraîchement peintes. (Coliques dans tout le ventre et surtout autour du nombril ; constipation opiniâtre, vomissements de matières vertes, etc.)

Donner d'abord un purgatif avec les sulfates de soude ou de magnésie, 30 à 45 grammes. Cataplasme de farine de lin sur le ventre. Bain de baréges ou sulfureux. (Consulter le médecin.)

2° DE CUIVRE *(colique de cuivre).*

Très-rare. Elle atteint de préférence les ouvriers qui fondent ou travaillent le cuivre. (Vomissements, douleurs vives dans le ventre, diarrhée, fièvre.)

Tisane de fleurs de mauve ou de violettes, cataplasmes émollients sur le ventre, bains, lavements avec la décoction de racine de guimauve et de têtes de pavot.

ENGORGEMENT DU TESTICULE. — Soutenir le testicule avec un suspensoir, cesser tout travail et consulter le médecin.

ENTORSE (foulure). — Plonger l'articulation foulée, dans de l'eau froide pendant une heure, si cela est possible; dans le cas contraire, l'entourer de compresses trempées dans l'eau vinaigrée froide, ou dans de l'eau blanche, mélangée d'un peu d'alcool camphré, compresses que l'on maintient à l'aide d'une bande plus serrée vers l'extrémité du membre qu'au niveau de l'articulation malade. Tenirl e membre étendu horizontalement. Éviter tout mouvement.

ÉVANOUISSEMENT. (Voir *Syncope.*)

FRACTURE. — Solution de continuité d'un ou de plusieurs os.

Précautions à prendre en attendant le médecin :

1° FRACTURE DU CRANE. — S'il y a en même temps plaie, la laisser saigner assez bien, et se contenter de la laver et de la recouvrir avec un linge imbibé d'eau froide, compresses froides sur le front. Bains de pieds à la farine de moutarde ou sinapismes.

2° FRACTURE DES MEMBRES SUPÉRIEURS. — Maintenir le membre lié et appliqué sur la poitrine à l'aide d'une écharpe (serviette ou mouchoir plié en triangle et noué par ses deux extrémités derrière le cou du malade) ; le membre fracturé doit reposer sur le milieu du triangle.

3° FRACTURE DES MEMBRES INFÉRIEURS. — Étendre le malade ; fixer le membre blessé sur une attelle ou palette de bois, ou bien le rapprocher de celui qui est sain, et l'attacher avec lui à l'aide de bandes et de mouchoirs, afin de le rendre immobile, et d'éviter tout nouveau déplacement des os, lorsqu'on doit transporter le malade au loin.

En général, éviter toute secousse, tout mouvement brusque ; lorsqu'on doit déshabiller le malade, le faire avec beaucoup de précautions ou couper ses vêtements, s'il le faut. S'il y a douleur vive, compresses d'eau tiède ou cataplasmes tièdes sur la partie blessée. S'il y a plaie, voir ce mot.

Au reste, à moins de plaie avec hémorrhagie, ou de fracture du crâne, on a le temps d'attendre le médecin.

HAUT-MAL (mal caduc, épilepsie). — Mêmes

précautions et mêmes soins que dans les *convulsions*. (Voir ce mot.)

## HÉMORRHAGIE (perte de sang).

Elle peut avoir lieu soit par les ouvertures naturelles, le nez, la bouche, l'anus, les parties génitales, soit par une plaie.

HÉMORRHAGIE PAR LE NEZ (épistaxis). — Rester debout ou assis au frais; ne pencher que le moins possible la tête en avant; appliquer des compresses d'eau fraîche sur le front et le nez, et les renouveler souvent; ne faire aucun effort pour se moucher; bains de pieds à la moutarde ou sinapismes aux jambes.

HÉMORRHAGIE PAR LA BOUCHE. (Voir *Crachement et vomissement de sang.*)

HÉMORRHAGIE DE L'ANUS. — Elle provient le plus ordinairement de la présence d'hémorrhoïdes à cette partie.

Tenir avec soin le ventre libre; lavements d'eau froide; ne faire aucun effort pour aller à la garde-robe, et y rester le moins de temps possible; régime rafraîchissant.

HÉMORRHAGIE PAR LES PARTIES GÉNITALES (chez la femme). — Rester couchée, le bas-ventre peu couvert, et même, si l'hémorrhagie est abondante, appliquer continuellement, sur les cuisses, les parties génitales et le bas-ventre, des serviettes trempées dans l'eau froide; tenir chaudement la poitrine et la tête; repos et silence.

HÉMORRHAGIE PAR UNE PLAIE. — Si elle est modérée, appliquer un morceau d'agaric (voir le Formulaire) ou, à son défaut, de la charpie, du coton cardé, du linge brûlé, maintenus un peu serrés sur la plaie à l'aide d'une bande ou d'un mouchoir. — Si elle est abondante, et menace d'épuiser le malade, porter directement les doigts, garnis ou non de linge, sur le point de la plaie d'où jaillit le sang, en exerçant une assez vive compression, en attendant que l'on puisse établir celle-ci au-dessus de la plaie (c'est-à-dire entre elle et le cœur), soit avec lé tourniquet des caisses de secours, soit avec des compresses superposées en pyramide et maintenues serrées avec une bande. Appliquer en outre sur la plaie de l'agaric, de la charpie ou du coton imprégné de poudre hémostatique (voir le Formulaire), de lycopode, de jus de citron ou de vinaigre.

Dans ces derniers cas, repos absolu et horizontal dans un endroit frais, boissons froides, tête un peu basse.

HERNIE (descente). — Tumeur molle produite par les intestins, paraissant dans l'aine ou le pli de la cuisse, surtout lorsqu'on est debout, et diminuant ou s'effaçant complétement lorsqu'on est au lit.

Tous les ouvriers exposés à faire des efforts, soulever des fardeaux, pousser des wagons, et qui en sont atteints, doivent porter un bandage herniaire et ne le quitter qu'en se couchant. Sans cette précaution, la hernie deviendrait de plus en plus volumineuse, douloureuse, donnerait lieu à des coliques très-vives, des vomissements, etc., et pourrait même exiger une opération grave. Lorsqu'on éprouve les accidents qui viennent d'être mentionnés, se coucher, le ventre plus relevé que la poitrine, les cuisses et les jambes pliées; cataplasmes de farine de lin à peine tièdes; lavements laxatifs ou purgatifs; diète absolue; prévenir le médecin.

INDIGESTION. — Infusion légère de tilleul, de feuilles d'oranger, de mélisse ou de thé. Si elle est violente et si elle a lieu peu de temps après le repas, favoriser le vomissement; plus tard, donner des lavements laxatifs. (Voir le Formulaire.)

LUXATION. — Déplacement entre les os des

articulations, le plus souvent difficile à reconnaître pour les personnes étrangères à la chirurgie. Au reste, qu'il y ait froissement des articulations ou luxation, les premiers soins à donner sont à peu près les mêmes que dans les *fractures* (voir ce mot) : éviter le mouvement, placer le membre dans la position la plus commode pour le blessé; recouvrir l'articulation de compresses trempées dans l'eau froide.

MAL DE GORGE. — Se tenir chaudement et à l'abri de l'humidité; bains de pieds avec la farine de moutarde, deux fois par jour; diète et cataplasme de farine de lin autour du cou, s'il y a fièvre et si l'on doit garder la chambre; dans le cas contraire, cravate de soie ou de laine; enfin gargarisme avec la décoction d'orge, de guimauve; puis, plus tard, de feuilles de ronce miellée et aiguisée avec quelques gouttes de jus de citron ou de vinaigre; infusion de fleurs de mauve ou de violettes pour boisson (voir le Formulaire) ; chercher à se faire transpirer.

MEURTRISSURE. (Voir *Contusion.*)

MORSURE D'ANIMAUX VENIMEUX :

1° MORSURES DE CHIENS ENRAGÉS. — Aussitôt qu'on a été mordu par un chien soupçonné d'être enragé, presser la plaie en tous sens pour faire sortir le sang et la bave ; la laver avec beaucoup de soin avec de l'eau salée ou savonneuse, ou, ce qui est préférable, avec de l'ammoniaque (alcali volatil) étendu d'eau. A défaut de ces substances, employer de l'eau pure ou même de l'urine ; cautériser la plaie dans toute son étendue et sa profondeur, soit avec le crayon de nitrate d'argent (pierre infernale), soit avec une petite tige de fer rougie à blanc, soit avec une ou deux gouttes d'ammoniaque pure. Cette cautérisation doit être faite le *plus tôt possible*, avec beaucoup de soin (de préférence par le chirurgien), et est *indispensable* pour préserver des suites de la morsure. Appliquer ensuite sur la plaie un peu de charpie enduite de cérat; ne faire boire aucune boisson excitante; rassurer le malade sur les suites de sa blessure.

(Ne pas tuer l'animal qui a fait la morsure, afin de s'assurer, dans l'intérêt de la personne mordue, s'il est véritablement enragé.)

2° MORSURES DE SERPENTS, DE VIPÈRES, etc. — Mêmes précautions, même traitement que ci-dessus, et de plus serrer avec un lien le membre ou la partie atteinte, au-dessus de la plaie, jusqu'à ce qu'on ait pu la cautériser.

MOULES. (Voir *Empoisonnement par les.*)

NOYÉ. (Voir *Asphyxie par submersion.*)

PENDU. (Voir *Asphyxie par strangulation.*)

PERTE DE CONNAISSANCE. (Voir *Syncope.*)

PIQURE. — Peut être faite soit par des insectes, soit par des instruments.

1° Piqure d'insectes (guêpes, araignées, scorpions, etc.). Enlever le dard s'il est resté dans la plaie, et laver celle-ci avec de l'eau de Cologne, de mélisse, de l'esprit de vin, et même cautériser la plaie avec une goutte d'ammoniaque.

2° Piqure par un instrument (un clou, un éclat de bois, etc.). S'il en est resté un fragment dans la peau, voir *Corps étrangers*; consulter le chirurgien le plus tôt possible et *avant que le gonflement soit survenu*. En attendant, laver la plaie avec de l'eau et appliquer dessus des compresses d'eau fraîche.

**PLAIE.** — Elle peut être faite soit par un instrument tranchant, soit par un corps contondant (qui meurtrit), soit par la déchirure ou l'arrachement des chairs dans un engrenage, par la scie circulaire, etc.

Dans tous les cas, laver la plaie avec une éponge ou des linges et de l'eau froide et propre; si elle a peu d'étendue et si ses bords sont coupés nettement, tenter de réunir ceux-ci à l'aide de bandelettes de diachylum; enfin mettre la plaie à l'abri du contact de l'air en la couvrant avec de la charpie et du linge secs ou enduits de cérat, ou simplement imprégnés d'eau, *et non pas, comme on le fait trop souvent*, d'eau sédative, de térébenthine, d'esprit de vin ou de toute autre substance irritante qui ne peut qu'aggraver la douleur et l'inflammation. Lorsque la plaie se complique d'hémorrhagie, mettre en usage les moyens indiqués au mot *Hémorrhagie*. Dans les plaies, avec lambeaux de chair pendants, ne pas couper ceux-ci.

PLOMB (colique de). (Voir *Empoisonnement.*)

PLOMB (gaz méphitique des fosses d'aisances ou des puisards. (Voir *Asphyxie par gaz méphitique.*)

POISON. (Voir *Empoisonnement.*)

RAGE. (Voir *Morsure par chiens enragés.*)

RHUME. (Voir *Bronchite.*)

SYNCOPE (perte de connaissance, évanouissement.)

Abolition plus ou moins complète du sentiment, de la respiration et de la circulation (pouls et battements du cœur absents ou presque insensibles); pâleur de la face. Dans la syncope qui accompagne l'apoplexie ou le coup de sang, la face reste colorée, et les mouvements du cœur, du pouls et de la respiration persistent plus ou moins.

Etendre le malade horizontalement par terre ou sur un lit; lui donner de l'air frais et desserrer rapidement ses vêtements; lui débarrasser les narines et la bouche du sang, de la boue, etc., qui pourraient s'opposer à sa respiration; lui jeter de l'eau fraîche que l'on essuie un peu rudement, et recommencer à plusieurs reprises; frictionner la région du cœur, le creux des mains, les tempes avec de l'eau de Cologne, de mélisse, de l'esprit de vin, de l'eau-de-vie simple ou camphrée; faire respirer du vinaigre, des sels, de l'éther, de l'ammoniaque, en ayant soin de n'en pas laisser tomber sur le visage ; ne faire boire au malade un peu d'eau et de vin, d'eau-de-vie étendue d'eau, de mélisse, etc., que lorsque la connaissance commence à revenir ; ne pas se hâter, même alors, de faire lever le malade.

Si la syncope est occasionnée par une hémorrhagie, employer avec les moyens précédents ceux indiqués à l'article *Hémorrhagie*.

TAMPONNEMENT, *Coup de tampon.* (Voir *Contusion.*)

VOMISSEMENT. — Il peut dépendre d'une foule de causes. Une indigestion, des coliques vives, une frayeur, une secousse peu de temps après le repas, font vomir les aliments. Le début de beaucoup de maladies, non-seulement de l'estomac et des intestins, mais aussi d'autres organes amène le même résultat, et le plus souvent aussi des vomissements glaireux et bilieux.

Dans tous ces cas, on peut, en attendant le médecin, faire boire de l'eau sucrée avec un peu d'eau de fleurs d'oranger, d'éther ou d'eau de mélisse, une infusion légère de fleurs de tilleul, de feuilles de thé ou d'oranger ; puis, si cela ne calme pas, de l'eau de Seltz, des morceaux de glace ou de l'eau glacée ; appliquer des cataplasmes de farine de lin sur le creux de l'estomac et le ventre, s'il y a douleur de ces parties. Diète.

VOMISSEMENT DE SANG. — Employer provisoirement les mêmes moyens que pour le *crachement de sang*. (Voir ce dernier mot.)

# PETIT FORMULAIRE

OU

## *Instruction sur la manière d'employer les médicaments des Boîtes et ceux qui sont d'un usage journalier ou qui peuvent être délivrés sans ordonnance du médecin.*

**N. B.** — Les noms marqués d'un astérisque * indiquent les médicaments et principaux objets contenus dans les Boîtes de secours.

---

* AGARIC. — Espèce d'amadou préparé dont on se sert pour arrêter le sang qui s'échappe des plaies en trop grande abondance.

Eponger le sang avec soin et appliquer immédiatement le morceau d'agaric, que l'on maintient en place à l'aide d'une bande ou d'un mouchoir en exerçant une certaine compression.

* AIMANT. — Le barreau aimanté qui se trouve dans

quelques boîtes de secours est destiné à retirer de l'œil les éclats ou copeaux de fer qui s'y sont introduits.

Présenter l'extrémité mousse de la tige au débris de fer, qui vient s'y attacher.

* ALCOOL CAMPHRÉ (eau-de-vie camphrée). — Jouit à un assez haut degré de propriété de résoudre les engorgements et les épanchements, suites de contusions.

Une cuillerée à bouche mélangée soit avec deux verrées d'eau blanche ou d'eau de savon, soit avec un demi-verre d'huile d'olive ou d'amandes douces, et vingt à trente gouttes de laudanum en applications ou en frictions sur les parties engorgées ou douloureuses.

ALOÈS. — Purgatif dont on fait abus dans le public. En médecine, on le mélange habituellement avec d'autres substances. Pris pur et sans ménagements, il peut faire naître une inflammation d'intestins, des hémorrhoïdes, des congestions (de la matrice surtout, chez la femme) et des pertes.

Dose : 6 décigrammes à 1 gramme (12 à 20 grains) seulement et le plus rarement possible.

ALUN.—Astringent très-utile contre le mal de gorge avec gonflement des amygdales, sous forme de gargarisme ; et contre les flueurs blanches chez la femme, sous forme d'injection.

Une pincée par verrée d'eau pure ou mieux de décoction d'orge (miellée pour les gargarismes).

AMIDON. — Réduit en poudre, il est adoucissant lorsqu'on l'étend sur la partie de la peau mise à vif dans certaines éruptions. Dans la diarrhée, une cuillerée à café mélangée avec un demi-lavement d'eau de son ou de pavot.

* AMMONIAQUE (alcali volatil). — Médicament dont il ne faut se servir qu'avec les plus grandes précautions.

Si on le fait respirer aux personnes sans connaissance, éviter avec soin qu'il n'en tombe sur la peau, car celle-ci serait brûlée, Huit à dix gouttes dans un verre d'eau sucrée dissipent ordinairement l'ivresse en peu de temps. Une goutte ou deux d'ammoniaque pure introduites dans les plaies faites par la morsure des animaux venimeux ou enragés, les cautérisent profondément.

* ATTELLES. —Palettes de bois pour maintenir les membres fracturés.

BAIN CHAUD. — Ne doit jamais être pris à une température plus élevée que celle de la peau. On doit être à jeun lorsqu'on y entre, mais on peut manger quinze à vingt minutes après s'y être plongé; n'y rester que suivant la nature de ses forces; se sécher avec soin lorsqu'on en sort, surtout pendant les saisons humides et froides. On profite beaucoup mieux d'un bain en se couchant après.

BAIN FROID. — N'entrer dans un bain de rivière que lorsque le corps n'est plus en sueur, et ne pas persister à y rester lorsque l'on ressent des frissons prononcés, des crampes et de l'engourdissement; les mouvements aident beaucoup à le supporter où à rappeler la chaleur.

En général, si l'on est malade, ne prendre de bains chauds ou froids que d'après l'avis du médecin.

BAIN DE PIEDS. — Pris avec de l'eau simple, il doit être supporté un peu chaud pendant huit à dix minutes, et réchauffé au bout de ce temps, si l'on veut le prolonger; 125 grammes de farine de moutarde ou bien une poignée de sel gris et de cendre de bois, une forte solution de savon, le rendent beaucoup plus actif. Il faut alors y laisser les pieds jusqu'à ce qu'ils rougissent ou ressentent une vive cuisson.

* BANDES DE TOILE.

BAUME TRANQUILLE. — Calmant très-employé contre les douleurs nerveuses et rhumatismales.

Frictionner la peau avec ce liniment et en laisser une légère couche sur la partie malade.

Dans les douleurs de la face et de l'oreille, en introduire dans celle-ci à l'aide d'une petite boulette de coton.

BLANC D'ŒUF. — Voir son usage aux mots *Lavements*, *Empoisonnements*.

BOUILLON AUX HERBES. — Faire bouillir pendant une heure dans un litre d'eau une pincée d'oseille et de cerfeuil, quelques feuilles de laitue ou de poirée (bette), une carotte, ajouter un peu de beurre et de sel; passer à travers un linge.

BOUILLON DE VEAU, DE POULET. — Faire bouillir pendant deux heures, dans deux litres d'eau, 250 grammes (1/2 liv.) de jarret de veau ou un poulet maigre; saler, et ajouter si l'on veut les mêmes herbes que pour le bouillon précédent.

CAMPHRE. — Respiré par le nez ou la bouche, il produit un effet calmant assez marqué sur les accidents nerveux (toux nerveuses, convulsions, asthmes, attaques de nerfs, etc.); mais pris à l'intérieur, il peut irriter l'estomac et développer à la longue des accidents d'une nature grave. Il est donc prudent de ne pas en user intérieurement sans l'avis préalable du médecin.

Cataplasmes. — Se font ordinairement avec de la farine de graine de lin délayée avec l'eau chaude, puis mise sur le feu pendant quelques minutes; cette farine doit être fraîche. Pour le visage, les seins et les parties délicates, on la remplace souvent par de la fécule de pomme de terre, la farine de riz. On fait encore des cataplasmes adoucissants et maturatifs avec la mie de pain et le lait, la farine d'orge, la pulpe d'oignon blanc, etc.

Le cataplasme doit être étendu sur un linge, si on veut le mettre à nu, ou placé entre deux linges et mieux entre deux mousselines, et être appliqué, non pas bouillant, comme on le fait souvent, mais à la température de la peau, surtout sur le visage ou les parties génitales.

On peut remplacer les cataplasmes par des linges ou des flanelles trempés dans une décoction de racines de guimauve ou de son.

CATAPLASME SINAPISÉ. — Cataplasme de farine de lin étalé sur un linge, et dont la surface destinée à toucher la peau est saupoudrée d'une couche de farine de moutarde. On peut aussi mêler ensemble les deux farines en proportions variables (par moitié ou par quart), suivant la vivacité d'action que l'on veut obtenir.

* CÉRAT SIMPLE. — Pommade qui sert à calmer l'irritation des plaies, à les protéger du contact de l'air, et à empêcher l'adhérence de la charpie et du linge.

On le rend *calmant* en y mêlant quelques gouttes de laudanum, et *astringent* en le battant avec quelques gouttes d'extrait de Saturne. A défaut de cérat, on peut se servir d'huile d'olive ou de miel.

* CHARPIE. — Pour recouvrir et panser les plaies.

* CHLOROFORME. — Ce médicament, qui se trouve dans quelques caisses à amputation, ne doit, *sous aucun prétexte*, être employé par aucun autre que le médecin lui-même.

CHLORURE DE CHAUX, solide ou liquide. — Placé dans un vase, ou répandu sur le sol, sur les matières en putréfaction, il sert à désinfecter. On l'emploie aussi, à la dose d'une cuillerée à bouche dans un verre d'eau, pour laver les plaies de mauvais aspect ou gangrenées.

CITRON. — Son jus, recueilli sur de la charpie et appliqué sur les vaisseaux qui donnent beaucoup de sang, modère ou arrête l'hémorrhagie. Le citron, dépouillé de son écorce, coupé en morceaux et infusé dans une petite quantité d'eau bouillante, que l'on étend au bout d'une demi-heure avec de l'eau pure et froide, donne la citronade ou la limonade cuite. Sucrer au goût du malade.

COING. — La marmelade, la gelée ou le sirop de coings contribuent à modifier et à suspendre la diarrhée.

*COMPRESSES EN TOILE.

*COTON CARDÉ (ouate).—Peut remplacer quelquefois l'agaric pour arrêter le sang qui s'écoule des plaies, des piqûres de sangsues, etc. (Voir aux mots *Sangsues*, *Agaric*.) On s'en sert encore pour couvrir les parties de la peau brûlées, et pour envelopper les articulations ou les membres atteints de douleurs ou d'engorgement.

*DIACHYLUM (sparadrap de). — Toile recouverte d'un enduit adhérent et légèrement excitant dont on se sert pour maintenir rapprochés les bords des plaies, et souvent aussi pour recouvrir les clous et quelques autres tumeurs, afin d'obtenir leur ramollissement. Pendant les temps froids et humides, présenter un instant au feu le côté jaune de la toile qui doit être appliqué sur la peau.

Eau blanche. (Voir *Extrait de Saturne.*)

Eau ferrée. — Contre les pâles couleurs, les faiblesses d'estomac.

Jeter une livre d'eau bouillante sur une poignée de clous rouillés placés au fond d'un vase, pour couper le vin à l'heure des repas. A la fin de ceux-ci, remplacer par une nouvelle quantité d'eau froide celle qui manque dans le vase.

Eau gazeuse. — Facilite la digestion et calme les vomissements.

Dans une bouteille d'eau froide, introduire : bicarbonate de soude et acide citrique ou tartrique, de chacun 8 grammes (2 gros). Bouchez de suite et couchez la bouteille.

EAU DE MÉLISSE. — Une cuillerée à café dans un demi-verre d'eau sucrée. Comme stimulant contre les digestions difficiles et les coliques venteuses. La même quantité pure ou presque pure dans les attaques d'apoplexie, les congestions au cerveau. En frictions sur la peau contre les douleurs de rhumatismes ou suites de contusions.

EAU DE ROSES. (Voir *Plantain.*)

EAU DE SEDLITZ (Purgatif).—On en fait à 32 et à 45 ou 50 grammes ; celle-ci est plus active que l'autre. La bouteille se prend le matin à jeun en quatre verres à quinze ou vingt minutes d'intervalle entre chacun. (Pour les autres précautions, voir au mot *Purgatif.*)

EAU-DE-VIE. — Battue avec une forte solution de savon, elle compose un assez bon résolutif contre les engorgements et épanchements, suites de coups, de foulures, etc.

EAU-DE-VIE CAMPHRÉE. (Voir *Alcool camphré.*)

ÉMÉTIQUE. — Dans les cas ordinaires, 5 centigrammes (un grain) d'émétique délayés dans un verre d'eau sucrée et pris en deux fois à huit ou dix minutes d'intervalle, suffisent pour provoquer les vomissements. Après chacun de ceux-ci, boire un demi-verre d'eau tiède afin de les favoriser.

* ETHER SULFURIQUE. — (Antispasmodique, calmant.) Trois ou quatre gouttes dans une cuillerée à bouche d'eau sucrée ou sur un morceau de sucre contre les attaques de nerfs, les douleurs nerveuses d'estomac, etc., etc. On le fait aussi respirer par le nez et l'on en frotte les tempes, le creux de l'estomac, dans les mêmes cas.

* EXTRAIT DE SATURNE. — Substance très-dangereuse qui ne doit servir qu'à des *applications extérieures*. Elle est astringente et résolutive.

Six à huit gouttes dans la valeur d'un verre d'eau produisent ce qu'on appelle l'*eau blanche*, qui s'emploie en application sur les contusions, les tumeurs et les engorgements même inflammatoires. *Se garder de mettre l'eau blanche dans des vases servant à boire.*

FARINE DE GRAINE DE LIN. — (V. *Cataplasmes.*)

FARINE DE MOUTARDE. — (Voir *Sinapismes.*)

GARGARISME. — Se fait, dans les cas ordinaires, avec une décoction d'orge ou de feuilles de ronces sucrée avec du miel, et aiguisée avec quelques gouttes de jus de citron ou de vinaigre.

GLACE. — Mise en petits morceaux dans la bouche ou dans la boisson d'un malade, elle calme la soif, et surtout les crachements de sang et les vomissements.

* HUILE D'AMANDES DOUCES. — Une cuillerée à café prise par la bouche, calme assez bien les coliques, chez les jeunes enfants surtout. Mélangée avec un quart de son poids ou de laudanum, ou d'alcool camphré, ou d'ammoniaque,

elle sert à former des liniments ou calmants, ou résolutifs, ou irritants. Agiter avec soin ces substances ensemble.

HUILE DE RICIN. — Très-bon purgatif.

15 à 30 grammes (1/2 once ou 1 once) à prendre le matin à jeun dans une tasse de bouillon dégraissé et chauffé. Boire par-dessus un peu de bouillon pur, afin de faire passer le goût de l'huile. (Voir *Purgatif*.)

IPÉCACUANHA. — Vomitif et expectorant.

Un gramme en poudre dans un verre d'eau sucrée. Aux enfants, sirop d'ipécacuanha par cuillerées à café, jusqu'au vomissement. Pour les autres précautions, voir *Émétique*.

LAIT DE POULE. — Sorte de potion adoucissante pour le rhume et en même temps légèrement nutritive.

Battre un jaune d'œuf dans la valeur d'une tasse d'eau bouillante, que l'on ajoute peu à peu. Sucrer selon le goût du malade, et aromatiser avec une cuillerée à café d'eau de fleurs d'oranger ; boire chaud.

* LAUDANUM LIQUIDE DE SYDENHAM. — Cette substance dangereuse *ne doit être prescrite à l'intérieur que par le médecin.* Extérieurement, elle peut être employée avec moins d'inconvénients chez les grandes personnes, et sert à arroser les cataplasmes (20 à 30 gouttes) et les rendre plus calmants, surtout dans les douleurs nerveuses. Il entre dans la composition des liniments calmants. (Voir *Huiles d'amandes douces.*)

LAVEMENTS. — 1° *Émollients*, avec la décoction de racine de guimauve, de graine de lin ou de son. 2° *Calmants.* Ajouter à l'une de ces décoctions une tête de pavot brisée, ou bien cinq à six gouttes de laudanum de Sydenham. 3° *Laxatifs* ou *purgatifs.* Y faire fondre une cuillerée à bouche de sel de cuisine, ou de miel noir, ou de cassonnade brune, ou de sulfate de soude, ou bien faire bouillir 15 grammes (1/2 once) de feuilles de séné.

LINIMENT. —Mélange dont la base est ordinairement de l'huile, et dont on se sert pour oindre ou frictionner les parties malades. *L. adoucissant, calmant* (voir *Baume tranquille*), *L. résolutif* (voir *Alcool camphré*), *L. irritant et excitant* (voir *Ammoniaque*, et pour tous, voir *Huile d'amandes douces.*)

LOOCH BLANC. —Potion calmante pour la toux.

MAGNÉSIE (calcinée). — Une cuillerée à café, délayée dans un verre d'eau sucrée, à jeun, contre les aigreurs d'estomac. Une forte cuillerée à bouche dans un verre de limonade, comme purgative.

MANNE *en sorte.* — 50 à 60 grammes dissous dans une tasse de lait ou de bouillon aux herbes, comme purgative.

MANNE *en larmes.* — Même dose, comme adoucissante, dans les rhumes.

MÉDICAMENTS ET MOYENS *adoucissants, antispasmodiques, astringents, toniques, purgatifs, vomitifs*, etc. (Voir à la table les renvois indiqués.)

* NITRATE D'ARGENT *(crayon de)* (pierre infernale). — Ne doit être employé que par la main du chirurgien ; en son absence cependant, et dans les cas de plaies faites par un animal enragé ou venimeux, on peut s'en servir pour cautériser celles-ci, en les touchant avec l'extrémité du crayon.

ONGUENTS, Canet, de la Mère, etc. — D'un usage très-répandu, et généralement appliqués dans des cas où ils sont plus nuisibles qu'utiles, et où ils entretiennent ou aggravent les plaies. Consulter le médecin sur l'opportunité de leur emploi.

ORANGEADE. — Se fait comme la limonade. (Voir *Citron.*)

PETIT-LAIT. — Boisson rafraîchissante. Si l'on ne peut s'en procurer à la laiterie, faire bouillir une pinte de lait jusqu'à montée de la crème, verser alors dans le liquide une cuillerée à bouche de vinaigre et remuer; retirer du feu, jeter la partie coagulée (le caillot), passer la partie liquide à travers un linge. Si l'on veut mieux clarifier, faire bouillir de nouveau, ajouter un blanc d'œuf, et passer une seconde fois à travers un linge.

PIERRE INFERNALE. (Voir *Nitrate d'argent.*)

PLANTAIN (eau de). — De même que l'*eau de roses*, elle sert à bassiner les yeux, lorsque les paupières sont le siége d'une inflammation légère et superficielle; dans les autres cas, elle est insuffisante. Consulter le médecin.

* POUDRE HÉMOSTATIQUE. — Se trouve dans plusieurs boîtes de secours, et sert à arrêter le sang qui s'écoule des plaies en trop grande abondance.

Appliquer sur celles-ci, préalablement essuyées, de la charpie ou un morceau d'agaric couverts d'une couche de cette poudre, et les maintenir à l'aide de compresses et d'une bande un peu serrée. A défaut de cette poudre, la colophane pulvérisée produit des résultats analogues.

PURGATIFS. — Doivent être pris à jeun, le matin. On doit attendre la première garde-robe, et au moins une couple d'heures avant de boire du bouillon aux herbes, de veau, ou toute tisane rafraîchissante. Excepté dans les cas urgents, ne pas se purger sans s'être préparé un ou plusieurs jours à l'avance en buvant l'une de ces dernières boissons, et en observant un régime plus léger et plus maigre.

RHUBARBE. — *Comme purgatif*, 4 à 6 grammes le matin à jeun, en poudres ou en pilules. *Comme tonique*, 1 gramme à chaque repas dans la première cuillerée de soupe, ou bien 4 grammes de rhubarbe en morceaux infusés dans une carafe d'eau froide pour couper le vin aux repas. A la fin de ceux-ci, remplacer dans la carafe ce qui manque d'eau. La même racine peut servir six à sept jours.

Le bois de QUASSIE AMÈRE se prépare de la même manière et jouit aussi de propriétés toniques.

SANGSUES. — *Manière de les appliquer.* Laver avec soin la partie sur laquelle on veut les poser; mettre les sangsues dans un linge sec, renverser celui-ci sur la peau et l'y maintenir à l'aide de la main, si la surface malade est large; à l'aide d'un verre à liqueur, si elle est étroite. Lorsqu'au bout de trois quarts d'heure, ou d'une heure, les sangsues ne se détachent pas et restent immobiles, sans exercer de mouvement de succion, les faire tomber, soit en les touchant, soit en appliquant sur chacune d'elles quelques grains de sel, de poivre ou de tabac; laver les piqûres à plusieurs reprises pour les faire saigner; appliquer des cataplasmes de farine de lin entre deux linges.

A l'anus et au haut des cuisses on fait aisément saigner les piqûres de sangsues en s'asseyant sur un vase de nuit rempli à moitié avec de l'eau chaude.

Les piqûres de sangsues doivent ordinairement saigner de deux à quatre heures chez une grande personne ; au reste, cela varie selon la force de celle-ci, selon l'abondance de l'écoulement sanguin, selon les indications données par le médecin.

MOYENS D'ARRÊTER L'ÉCOULEMENT DU SANG. — Pour arrêter le sang, il faut : supprimer les lavages et les cataplasmes; laisser quelques instants les piqûres à l'air, et si cela ne suffit pas, placer sur chacune d'elles isolément, et après les avoir essuyées, un petit morceau d'agaric recouvert ou non de colophane, et l'y maintenir appliqué pendant quelques minutes, à l'aide d'une légère pression du doigt. Si, après plusieurs essais, l'écoulement continue et si la faiblesse augmente, avant l'arrivée du médecin, cautériser les piqûres qui fournissent le plus de sang, en appliquant dessus l'extrémité d'une aiguille à tricoter ou d'un fil de fer rougi au feu. (Pour les autres moyens, voir au mot *Hémorrhagie.*)

Savon blanc. — Une dissolution un peu forte de savon dans l'eau d'un bain de pieds le rend plus stimulant ; en lavement, elle est laxative ; mélangée à l'eau-de-vie, elle est résolutive. (Voir *Eau-de-vie.*)

Sel de cuisine (sel gris). — Un kilogramme (2 livres) dans un grand bain le rend fortifiant ; 250 grammes (1/2 livre) dans un bain de pieds. Une forte cuillerée à bouche fondue dans l'eau d'un lavement, comme purgatif assez actif et commode. (Voir *Lavement.*)

SINAPISME. — Cataplasme de farine de moutarde. Délayer 125 grammes (1/4 de livre) dans un peu d'eau tiède pour faire deux sinapismes; les appliquer à nu autour des pieds, des mollets, des cuisses, des bras, etc., selon la nécessité; les laisser appliqués pendant 20, 30 et 40 minutes et jusqu'à sensation très-vive de brûlure et rougeur de la peau. Maintenus plusieurs heures en place, les sinapismes produiraient des vésicatoires.

SIROPS. (Voir *Tisanes.*)

SULFATE DE SOUDE, DE MAGNÉSIE. — Purgatifs doux et assez actifs.

32 Grammes (une once) dissous dans un grand bol de bouillon aux herbes ou d'eau. Le matin à jeun en deux ou trois fois, à une demi-heure d'intervalle. (Voir *Purgation.*)

* TAFFETAS D'ANGLETERRE. — Tout le monde en connaît l'usage.

C'est le côté brillant qui doit être appliqué sur la peau.

Têtes de pavot. — Briser une ou deux têtes de pavot et en faire bouillir les morceaux dans une demi-livre d'eau pure ou de guimauve, pour lavements, gargarismes, lotions, injections calmants. Jeter les graines.

Tisanes. — Les boissons ainsi nommées se préparent, soit par la *décoction* (en faisant bouillir), soit par l'*infusion* (en jetant dans l'eau bouillante), soit par la *solution* (en faisant fondre ou dissoudre) des substances diverses que l'on veut employer. Les infusions et décoctions ont en général besoin d'être passées à travers un linge. Sucrer avec du sucre, des sirops, du miel ou du bois de réglisse (1). (Pour les propriétés, la préparation et les doses, voir le tableau ci-après.)

(1) Les fleurs, feuilles, tiges, racines et fruits des plantes employées en tisanes doivent en général être secs.

| PROPRIÉTÉS | DÉCOCTION. Fleurs et feuilles 20 à 30 min. Fruits, Tiges et Racines 3/4 d'heure à 1 h. | QUANTITÉ pour 1/2 k. d'eau | INFUSION. Fleurs et feuilles de 10 à 15 m. et les retirer. Fruits, Tiges et Racines de 2 à 4 heures. | QUANTITÉ pour 1/2 k. d'eau | SOLUTION. | QUANTITÉ pour 1/2 k. d'eau |
|---|---|---|---|---|---|---|
| 1° Tisanes adoucissantes, pectorales. | Fruits pectoraux, dattes, figues, jujubes, raisins secs, lichen. (Faire bouillir 10 minutes, jeter la première eau. — Faire bouillir 20 minutes dans une deuxième eau; passer.)<br>Graine de lin.<br>Pom. de reinette<br>Racine de guimauve.<br>Riz. | 1 petite poignée.<br>1 pincée.<br>1<br>3 ou 4 morceaux.<br>1 cuil. à café. | *Fleurs* de mauve, guimauve, violette, bouillon blanc, coquelicots, des quatre-fleurs.<br>*Feuilles* de capillaire, lierre terrestre. | Une pincée. | SIROPS de gomme, guimauve, capillaire. | 4 ou 5 cuillerées à bouche, à volonté. |
| 2° Tempérantes, rafraîchissantes | Orge, gruau.<br>Bouillon de veau, de poulet aux herbes. (Voir ces mots.) | Une cuillerée à bouche. | Bois de réglisse.<br>Limons, citrons, oranges. (Voir *Citrons*.) | 5 à 6 morceaux. | SIROPS de limons, oranges, cerises, groseille, orgeat, vinaigre tartrique, miel blanc | Idem. |
| 3° Tisanes laxatives et purgatives | Petits pruneaux, tamarins, casse. | 15 ou 20, 30 gram. (1 once). | Feuilles de séné, fleurs de pêcher, de roses pâles. | Une forte pincée. | Manne en sorte (Voir ce mot.)<br>Sulfate de soude de magnésie (Voir ces mots).<br>Sirops de nerprun, de chicorée ou rhubarbe. | 60 gram.<br>30 ou 40 grammes.<br>2 cuillerées à bouche pour un adulte. |
| 4° Antispasmodiques et aromatiques. | | | Fleurs de tilleul<br>Camomille,<br>Feuilles de mélisse, oranger, vulnéraire, petite sauge, arnica, anis étoilé. | 1 pincée.<br>2 ou 3 fleurs.<br>1 pincée. | SIROPS de fleurs d'oranger, d'éther. | 4 à 5 cuillerées à bouche, à volonté. |
| 5° Toniques et astringentes. | Quinquina, ratanhia, bistorte, tormentille, grande consoude, ronces. | 8 gram. (2 gros). | Gentiane, petite centaurée, noyer, houblon, chicorée sauvage,<br>Café de glands.<br>Clous rouillés. (Voir *Eau ferrée*.)<br>Rhubarbe, quassie amère. (Voir ces mots.) | Une forte pincée.<br>1 cuillerée. | SIROPS de grande consoude, ratanhia coings, écorces d'orange, quinquina. | Idem. |
| 6° Sudorifiques et dépuratives. | Racine de patience, bardane, salsepareille. | 8 gram. (2 gros). | Fleurs de sureau, bourrache pensée sauvage, feuille de fumeterre, saponaire bois de douce-amère. | Une forte pincée. | SIROPS de saponaire, salsepareille, douce-amère, pensée sauvage, fumeterre. | Idem. |
| 7° Diurétiques. | Graine de lin.<br>Chiendent. | 1 pincée.<br>Une poignée. | Pariétaire, persil (racine), raisin d'ours, racine d'asperge | 8 gramm. (2 gros). | SIROPS de pointes d'asperge, des 5 racines, de scille. | Idem. |

* TOURNIQUET. — Instrument destiné à exercer une compression au-dessus des plaies ou des régions du corps sur lesquelles on doit pratiquer certaines opérations, afin d'arrêter ou de prévenir les hémorrhagies. Ne peut être employé que par un chirurgien ou une personne habituée à le manier.

* VENTOUSES sèches. — Ne peuvent être appliquées que par une personne qui en a l'habitude.

VÉSICATOIRE. — Ne doit pas être appliqué sans l'avis du médecin.

Enlevez l'emplâtre au bout de douze à quinze heures.

*Vésicatoire volant.* — Inciser une partie de l'épiderme soulevé sans l'enlever ; panser avec un linge enduit de beurre frais ou de cérat.

*Vésicatoire permanent.* — Couper l'épiderme autour, l'enlever, panser avec une feuille de poirée, de papier brouillard ou avec un linge enduit de beurre frais pendant les deux ou trois premiers jours, puis après avec de la pommade au garou (jaune) ou du papier à vésicatoire. Lorsqu'un vésicatoire est trop irrité, appliquer chaque soir des cataplasmes de farine de lin ou de fécule, et panser le jour avec du cérat jusqu'à diminution de l'irritation. Lorsque celle-ci est au contraire trop faible, exciter la plaie avec la pommade épispastique.

VIN AROMATIQUE. — Pour laver et panser certaines plaies blafardes et qui tardent à se cicatriser.

* VINAIGRE DES QUATRE-VOLEURS. — Ne se trouve que dans quelques boîtes de secours.

En faire respirer aux personnes qui ont perdu connaissance, en ayant soin de n'en pas laisser tomber sur les lèvres ou le visage. Si cela avait lieu, laver immédiatement avec de l'eau froide.

VINAIGRE ORDINAIRE. — Etendre de 3/4 d'eau. Il sert : en applications sur le front à l'aide de compresses, dans les douleurs de tête; pour laver et déterger les plaies, arrêter ou modérer l'écoulement du sang; en lavements, il est un peu purgatif et excitant.

# TABLE

## des Matières contenues dans l'Instruction sur les premiers secours.

# TABLE

DES

## Matières contenues dans le petit Formulaire.

| | | |
|---|---|---|
| Médicaments et moyens | 1° *Adoucissants, calmants, antispasmodiques.* | *Externes,* voir : Baume tranquille, Cataplasme, Cérat de Galien, opiacé, Huile d'amandes douces, Laudanum de Sydenham, Sangsues, Têtes de pavot. *Internes,* voir : Amidon, Bouillon aux herbes, de veau, Eau gazeuse, Ether, Gargarismes adoucissants, Glace, Looch, Tisanes adoucissantes. |
| | 2° *Toniques excitants, astringents et résolutifs.* | *Externes,* voir : Agaric, Alcool camphré, Alun, Bain de pieds sinapisé, Cataplasmes idem, Cérat saturné, Eau blanche, Glace. Liniments excitants, Nitrate d'argent, Poudre hémostatique, Sinapisme, Vin aromatique. *Internes,* voir : Blanc d'œuf, Coing, Eau ferrée, gazeuse, de mélisse, Gargarisme astringent, Glace, Quassie amère, Tisanes toniques et astringentes. |
| | 3° *Laxatifs, purgatifs et vomitifs.* | *Internes,* voir : Aloès, Bouillon aux herbes, de veau, de poulet, Eau de Sedlitz, Emétique, Huile de ricin, Ipécacuanha, Lavements, Limonade, Magnésie, Manne, Petit-lait, Rhubarbe, Sulfate de soude et de magnésie, Tisanes laxatives et purgatives. |

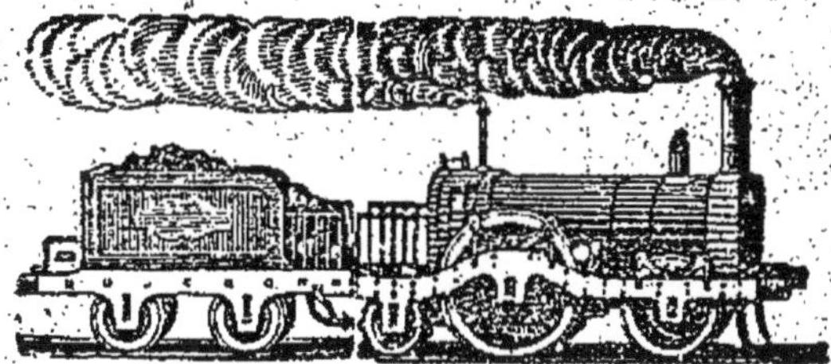

www.ingramcontent.com/pod-product-compliance
Ingram Content Group UK Ltd.
Pitfield, Milton Keynes, MK11 3LW, UK
UKHW031933260826
14628UKWH00004B/1604

9 782013 079556